鉱石・波動の可能性を求めて

高木利誌

明窓出版

目次

振り返るとき――「まえがき」に代えて

過去を振り返るとき、ふと、「私の過去とは、いったいなんだったのだろうか?・」と思う。

戦前、戦中、戦後という激動の日本の中で、小学校、旧制中学校、新制高校と進み、理科系を志望するも、恩師の指導により文科系の中央大学法学部に入学することとなった。

4年生になり商社に就職が決まるも、卒業直前になって内定取り消しの憂き目に遭い、傷心のときに「警察官募集」の張り紙に引き付けられ、受験した。

そして、合格の知らせに、ただただ感謝であった。

社会の仕組みの根源の勉強と、「国の治安を担いてたてる」と警察官の歌にあるように、社会全般のまさに「世のため人のため」の実践の先端に立たせていただけたこと、これに勝ることはなかったと考えている次第である。

こうした経験のない者には、断じて理解できないであろうが。

両親が本家を追われ、現在も引き継がれている、この山を購入した。山の荒れ地を開墾､開発し､私はその両親の苦労の手助けをしながらの高校生活であった。

現金収入が見込めるパン製造業を父に勧められ、開業した。物資不足が著しい戦後の混乱期に、食糧生産に踏み切ったのは、まさに父の先見の明によるものであった。戦後の混乱期を知らないものには、高校時代のほとんどの期間をパンの製造に費やすとは、理解できないことであろう。

警察官として勤務していたあるとき、母が、

「好きな娘はいるか?」

と私に聞いた。

「いない」

と答え、私の希望としては、

「健康で、家の仕事をお手伝いをしている方がいい」

と母にいうと、兄と二人で六丁歩の農地を耕作していた娘さんを、

「今時、こんないい娘さんはいないよ」

と紹介していただいた人が、現在の女房となった。

もちろん、母の勧めてくれたその女房の悪口を言うものは、たとえ兄弟であろうとも許せない。しかも女房は長きにわたり、公務員で安月給の私の我がままの通りに従ってくれた人である。


父が私を信頼して下さったお陰で、山には工場を建設させていただけた。

自由度の高い仕事を始められることと、初代社長に就任したことを喜んで下さったと思っている。


社長就任10か月後のこと、父は交通事故にて急逝した。

突然の他界であった。

そのとき、父がポケットに代表取締役社長の名刺を数枚入れていてくれたことで、すぐに身元がわかり、新聞にも、「被害者　会社社長　高木七男」と掲載されたのが、悲しい中にも本当に有難かった。


父と比べれば、私は苦労の仕方にも雲泥の差があるが、父の苦労を身をもって体験している者として、兄弟といえども父を否定するようなことは許せない。

私は、父に社長を引き受けていただいたとき、

「父の領域に達するまで、自分では社長の名刺は作らない」と決した次第で、私には専務取締役以上の名刺はいまだにない。


63歳にてがんになり、息子を社長にした。その息子に、

「甥に会社を譲れ」

と言われたときに、同意すると同時に不安も感じていた。

何故ならば、戦後復興の苦労も何も知らずに楽に生活した者に、借金地獄も知らずに生活できた者に、どんな将来が待っているかと懸念された。父の苦労を思うと、なおさらであった。父は、「人間には三度のチャンスがある。それを逃すと一生苦労をする」と言っていた。

それが思い知らされるときがくることがなければよいが……。

母は生前、よく弟に、

「お前のいたし方は、お前はよくても次の代につぶれるで、気を付けなさい」

とおっしゃっていた。

そのありがたいお言葉は、その後もたびたび思い出すこととなった。

甥はサラリーマンで外国勤務であったが、社長の息子の希望を了解して、翌年3月に退社して特殊工業株式会社に入社した。

父に私の所持金をすべて差し出し、父に銀行から借金をお願いして、借金にて始めた会社であるが、小学生の2人の娘の給食費の金もないことがあった。

担任の先生の家庭訪問のとき、

「今どき、そんなお子様があるとは知りませんでした。忘れましたと言うので、お叱りしましてすみません」と言われた。

ところが、甥が、

「給料はいくらだ。社長なら150万円くらいもらいたい」

と言い出した。そして私は、事務所も工場も居場所がなくなり、机、戸棚など今まで置いていたものは自宅の物置に持ち込んだ。事務所は模様替えをし、机も戸棚もすべて自分たちのものは新品にした。

素人の甥は、外国特許導入技術も捨ててライバルメーカーの社長に頼み、私が導入した外国特許よりもはるかに劣る、新聞発表された京都大学の開発した技術に切り替えたのであった。そして私は、

「やりたい仕事があるなら、ここで十分ではないか」

と言われてしまった。

研究とは?

今欲しいものは何か?

その想いから研究が始まった気がする。

研究というよりも、手探りの、欲しいもの探しとでもいったほうがいいようなものであった。希望する方向、物、などを手探りで探していき、重要になる安全性を考え、基本となる情報の収集など、闇雲に力が入っていた。

例えば、何の気なしに軒先を見ていると、古いハチの巣がぶら下がっている。足長蜂が、子育てを終えたあとに残したものである。蟻も寄り付かなければ、いつまでたってもカビも生えない。

何か使い道はないかと思い、細かく砕いて塗料に混ぜ、防虫剤と船底に貝が付着するのを防止する溶液として塗ってみたところ、驚くべきことに貝の付着が激減した。

ハチの巣といえども、蜜蜂からスズメバチまで様々である。

蜜蜂の巣の一部や、オオスズメバチの巣などでも検討したが、やはり蜂は刺されると怖い。蜂の巣塗料を塗布すると、船の底に貝が付かなくなることがわかったので、「船底塗料」として開発した。

そうまでしてできた物ではあったが、貝の付着を掃除するのが専門の業者さんから、「こんなものができたら専門業者は仕事がなくなる」と申し入れがあり、業者さんにとって迷惑とあっては、とやむなく生産を中止した。

かつて、公害問題でカナダ大使館から紹介されたパンクーバーの大学教授のもとを訪れた際、たまたま知り合ったカナダの知人から、カナダとアメリカの貝の船への付着防止の専門業者を紹介するといわれたのだが、そんなことがあったので躊躇《ちゅうちょ》したという経験もある。

その後、高校時代の友人で、前著にも述べた早崎君が紹介してくれた、丹羽靭負先生の「水」という著書に「水を通して飲むとがんにならない」という石についての記述があり、それに魅せられて試してみると、実際素晴らしいものだった。

この石を加工し、錠剤にして、浄水のための改良材とした。

これが豊田自動車様にわたり、この錠剤100個を容器に入れたもの使用したところ、ある部門の工程において、1000万円の浄水器よりも不良率が激減したと全工場でご採用いただけたのである。

素晴らしいご報告をいただき、ありがたいことであった。


また、この石の粉を塗料に混錬して、ディーゼルエンジンの排気ガス対策に使用すると、黒煙が90%も減らせることが判った。

しかし、国土交通省からも、「こんなものができては困る」とご注意があった。燃料添加剤にした物も、もちろんダメであった。排気ガス対策とは、車の買い替え需要のための景気浮揚策であった。


私の作る物は、工業試験所でも受け付けていただけなかった。後で分かったことだが、広義に、経済的な影響があるものは受けていただけないとのことであった。

そこで私は知人に頼って『自然エネルギーを考える会』を作り、会員の皆様にご使用いただき、その結果のリポートにおすがりすることにした。

そして、1年に1、2回ほど先生をお招きしてご教示をいただき、皆様との交流とご意見拝聴の機会にさせていただいている。


この会のおかげと先生方のご教示もあり、更に多くの効果も発見させていただいた。

塗料塗布をした電池の充電の可能性も高まった。

京都大学の林先生が、厚生省からがんの薬の開発命令を受け、提出すると、

「こんなものが出来たら、医者も病院もつぶれるではないか」

と言われたそうだ。

仕方なく、土壌改良剤にと農家に渡すと、人参、ほうれん草、イチゴの味もよく素晴らしいものができて、料理屋さんから引っ張りだこになった。

私が農協から田んぼを借り、無農薬無肥料にて田植えをした後、何もせず草ぼうぼう

にしておくと、「田んぼを貸してくれ」と言われたので貸した。

「草が生え放題とはどうしたことか」と聞かれたので、

「試験栽培です」と言い、収穫してみると20％の増収になった。また、稲の節々から穂が出て、さらに20％の収穫になった。これでは農薬も肥料も不要になり、農協の立場がなくなるとお叱りを受けた。

これは鈴木さんという方から教わったので「鈴木石」と名付け、それ以後、20年後に計測しても土壌が15ボルト以上の電位なので、田んぼが発電所になると思う。

林先生が開発された石の波動で、がんが治ると発表があった。

これにて、鉱石の波動が、電気だけでなく病気にも、素晴らしい効果があることを証明することができ、現在に至っているのである。

電気が無くても携帯電話の充電ができる

船井幸雄先生に、6、7人の先生を同伴されてお越しいただいたときのことである。その中のお一人で、現在、構想日本の代表を務められている、当時慶応大学教授であられた加藤先生より、

「携帯電話が電池切れで困っていたところ、いただきましたパワーリングを思い出して携帯電話に載せたら、通話ができるようになりました」

とご報告いただいた。

「今、どちらにおいでですか？」

とお尋ねすると、

「タクシーの中ですよ」

とおっしゃられた。

これが、私が制作したパワーリングに、充電機能があることが判明した瞬間である。

パワーリングという名は、船井幸雄先生が命名してくださった。

そして、見た目も綺麗だということで、もう一人のご同伴者のトータルヘルスデザインの近藤洋一社主（現会長）様に販売していただけた。すると、

「パワーリングでがんが治った」

とおっしゃる方が出てきたため、誤解されることのないよう、急遽、

「医薬品ではありません」

として販売中止とさせていただいた次第である。


私の作る塗料が、駄目になった乾電池に塗布すると再生できると、「自然エネルギーを考える会」の会合にて発表があり、この塗料も近藤社主に気に入っていただいて販売していただけたが、塗料はビンの中で固まってしまうのが早く、期間を置くと使用不能になるとのことだった。

そこで、塗料をテープに塗布したものを、「充電テープ」として変更させていただく

ことにした。

ところが、ある学会に論文提出する機会を得て、発表させていただいたところ、「業者ごときがおかしな発表をして、神聖な学会を汚すつもりか」と座長先生からお叱りを受けた。

その後、草柳大蔵先生との会合でそのことをお話しすると、「君もなかなかやるなあ。それは本物だよ。でも、本当ならなおさら、気を付けたほうがいいよ」

とご助言いただいた。

これを自動車のエンジン周りに取り付けると、燃費の20%ほどを削減できたり、20万キロメートル走行してもエンジンオイルの汚れが少ないという報告があった。しかし、その効果は、商売が上がったりになってしまうということで、ガソリンスタンドでの評判は良くないようだった。

そんなこともあり、主な用途としては「携帯電話の充電用」として、災害地にご寄付させていただいたりした。

そのテープがお医者様にわたり、

「あのテープでがんの患者が全快した」

とのご報告をいただき、追加注文がいただけるようになった。


私の目的は、これまでの著書でも発表させていただいたように、災害地でお困りのときに、ほんの少しでもお役に立てること……、まずは、電源なしでも、発電、充電ができるようになることが最重点である。

特に、充電がいらない万年電池があれば、とても助けになるのではないかと考えている。

そこで、次のような製品作りを、現在進めている。

1、電源がなくても充電可能な製品
2、充電不要の電池
3、携帯電話の身体への害をなくす製品
4、コップに張るとイオン水（水素水）になるテープ
5、空気中から水を集めイオン水にする製品

この研究は、株式会社コーケンにて行い、特殊工業にて実施し、製品化を行っていたが、新社長は受け入れ不能で、新会社設立以外に道がなかった。

そこで他家に嫁いだ次女夫婦にお願いいたす以外になく、別会社「合同会社波動科学研究所」の設立にこぎつけた。

医療方面のがん対策品についても、発電、充電技術についても、新会社にて実施する以外にない状態である。

石や水に関する著書

石について記述されている本は世に多いが、しかしいずれの本を見ても、著者の先生は開拓者の常として行政に叱られ（ときには逮捕され）、相手にされず、世に埋もれさせられてきた。そこで、仕方なく著書のみに託して、この世を去られた方は多い。研究者であられ、自信をもって世のためになると出されたことが、逆説的に葬り去られた。

私の開発物にしても、悲しかったことに、工業試験所にも受け付けていただけなかった。

既存の業者の保護のためにやむを得ないことかもしれないが、文化の進歩を遅らせることではなかろうか。

しかし、日本であってもその行政をコントロールしている世界秩序維持を謳う世界組織に従わざるをえない状況がありそうなので、心しておくべきなのかもしれない。

いずれの著書にも、「はしがき」や「はじめに」、「あとがき」などに本音がしたためてある。それらをつなぎ合わせると、素晴らしい一冊の本ができあがるに違いないように思われる。

また、ドイツのヴィクトル・シャウベルガー、ヴィンフリート・ジモンなど、我が国では浅井一彦先生、丹羽靭負先生、京都大学の林先生、橘高啓先生、他、おおぜいの先生方が、水を変えることにより病気が改善するとおっしゃっている。


私が実験して感じたことは、石の波動による電気分解で水を水素と酸素に分けて、それぞれ、水素によるものや酸素によるものの影響から、病気が治るということである。

また、動物の動きを見ると、動物はすでにそうした効果を知っているように思われる。

例えば、犬や猫は身体の変調があると、波動の高い石の近くでしばらく休み、薬草と思しき草を食《は》み、しかし毒があるような草は絶対に口にしない――昔の人からそんな話をお聞きしたことがある。

それを考えると、戦後の若者は科学全般に関心がないことが多いのではないだろうか。

前述の通り、工業試験所にも受け付けていただけず、「自然エネルギーを考える会」を立ち上げ、150人ほどの会員様に製品のテストをお願いし、1年に1、2回講師の先生をお招きして、先生方のご指導をあおぎ、また、製品のテスト結果をご報告もしていただいていた。

忘れもしない第1回講演会にて、山根一真先生のご講演後、私が作ったカタリーズテープを貼ることでだめになった乾電池が再生したことや、京都大学の林先生が開発された、「鉱石によるがんの薬」についての発表があった。


私自身も、63歳のときに病院にて末期がんと診断され、がんセンターへの紹介をお断りして、鉱石とアガリクス（がんの薬になるキノコ）にて、1ヶ月で全快した。

また、電池については、市役所から軽トラックいっぱいほどの廃棄バッテリー、廃棄乾電池の払い下げをいただき、90％が再利用可能になった。

これについては、市役所から、

「電気屋が困るではないか」

といわれ、廃棄物学会にて発表すると、

「業者ごときが神聖な学会を汚すつもりか」

とお叱りを受けた。

もちろん新聞広告も受け付けていただけなかったが、明窓出版から本として出版していただけたのが救いとなっている。


ここで、石や水に関するご本について、私が感銘を受けたものを部分的にであるがご紹介したいと思う。

まず最初にお勧めしたいのは、浅井一彦先生の、『驚異の元素　ゲルマニウムと私』（玄同社）である。

＊＊＊＊＊（引用始め）

はじめに

世界的に注目を浴びたアーサー・ケストラーの著書『偶然の本質』で、著者は次のような結論を出している。

「偶然の本質」は従来の科学的常識でわかろうとしても、まったくむだなことであり、また割り切れるものでもない。これは四次元の世界よりも、もっと高い次元の「偶然」というものが存在すると仮定し、その仮定が実在すると考えることなのである。要は、今までの化学常識ではとうてい知り得ないものであるが、しかし実在するものである。すなわち、偶然の必然性、とでもいうべきか。例えば、生物の生殖・発生に関し、人間の場合、男女の生まれる確率は、数学的には同数で、一〇〇対一〇〇であるはずである。しかし現実には、生まれた時の男女の比は、一〇六対一〇〇である。そこには理由《わけ》のわからない自然の合理性に基づく必然性がひそんでいる、と説いている。

私とゲルマニウムの結びつきは、まさに「偶然」ではあるが、そこに超常的な必然性を認めないわけにいかない。

いま、だれはばかるところなく、私の感性と、思考への忠誠心を披歴すれば、そしてこの時代ばなれした私の勇気をたたえてもらえるならば、私の人生はゲルマニウムそのものであり、私のゲルマニウム化合物は、私という実在を通して、天が人類に供与されたものと考える。

だから、私のゲルマニウム化合物を、真に理解するための前提として、どうしても私の人生経路を述べる必要があり、また、私の人生を母胎として、この化合物は生まれるべくして生まれたのだと考えてもらうために、冗長に流れたが、あえて第一章に「ゲルマニウムと私の人生」と題して記述した。

はなはだ僭越《せんえつ》かもしれないが、知的内容を主体にして、そこに情意的表現をとりませ、終局的には宇宙に存在する未知の法則を知ってもらいたいと、終始、努力したつもりである。

さて、ゲルマニウムは生体内で酸素をものすごく豊富にしてくれる。酸素が生命の維持に絶対必要なことは、誰もが知っていることであるが、他方、万病の原因が酸素欠乏に起因することも否定できない。ガンにしても、心臓病にしても、また精神病にしても、何らかのかたちで、体内で酸素欠乏を起こしてかかるのである。

近代文明の進歩とともに、大気中の酸素の消費が飛躍的に増大していることは、読者のみなさんもご存じの通りで、かつて学者が机上での計算をしてみたら、十五年後には大気中の酸素が〇・八パーセント減って、人間が集団的に死ぬという結果が出て、青くなったという、笑えない事実がある。

十五年か二十年先には、人類が滅亡するという予言が、しきりに流行するのも、あながち笑ってすませられないと思う。

また食物汚染の問題も無視できない。東京大学医学部教授の白木博次氏は『食の科学―一八号』誌上で、水銀、カドミウム、PCB、BHC等でわが国土は、長期にわたって汚染しつづけて、国民の健康の将来はどうしても悲観的にならざるを得ないと嘆かれ、この解決には、わが国の矛盾に満ちた医学体制ではきわめて困難というよりも、むしろ不可能に近く、それは国自体の崩壊にもつながりかねない、とまで悲観論を述べておられる。

私は、私のゲルマニウム化合物が、身体内で酸素を豊富にし、他方、有毒汚染物質を体外に追い出すか、分解して無毒化してくれることを、私自身のからだで確認した。

あとはいかにして、このゲルマニウム化合物のすばらしい働きを、国民一般に知ってもらえるかということに、問題はかかっており、また知らせることに、私の重大な使命があると感じて本書を世に出す決心をした次第である。私は医学者でもなく、薬学者でもない。一介の自然科学を研究している一書生にすぎない。であるがゆえに、最も自由に束縛もなく、そして公平に、「人間の生命」という問題について、判断できると思っている。

フランスの哲学者ベルグソンは「人間の特徴は、生命について無知であるということである」といっているが、「人間のもっとも大切な持ち物は、生命であり、しかもそれは、一人の人間に一度しか与えられないものである」（レーニン）という認識が人間の世界におそろしいほど欠けている。

欠けている最たるものとして、現代の医療をあげてよいであろう。

病気とは、そもそも人間という質量を持った有機有体物の、ある状態をさす。だからこそ、病気を治すためには、人間の本質に触れなくてはならない。物理学は、人間の限られた範囲の知識で、物とは何ぞやという命題にとり組んでいるわけだが、近代物理学では、物とは電気の微粒子の凝集したものであることを、確認したのである。したがって、近代量子物理学の考えをもってすれば、病気とは、電子に近い電気的微粒子の凝集体に発生した「歪《ひずみ》」と解釈する。しからば、この「歪」を訂正するためには、電子力学的な作用を必要とするわけである。

そこに、典型的な半導体元素、ゲルマニウムの活躍する場をみつける。

私は、ゲルマニウムが、医学界に、生命に関する根本思想に関して、コペルニクス的一大転回をもたらすことを希望すると同時に、激しい非難に遭遇するであろうことも覚悟している。

さて、本稿を仕上げるにあたり、財団法人農政調査委員会の山路健氏の絶大なる協力を得たことに対し、心から感謝すると同時に、同委員会発行の『食の科学』誌に載せた拙稿を再使用することを許可してくださった寛容に、深甚なる敬意を表する次第である。

昭和五十年八月

浅井　一彦

転移を防止する仕組み

私は医者でもなければ病理学者でもない。私はただ、宇宙自然の現象を身をもって納得しようと、その研究に没頭している一介の学徒である。

ここに書き綴っていることは、私が真剣に観察した現象を、ありのままに伝えようとしているのにすぎない。

ガンの治療でよくいわれることだが、ガンの原発巣を完全に取り除けば、それでよいわけである。だが、なかなかそう簡単にいかないのは、ガン細胞が血流中にまぎれ込んでおり、それが次々と他の場所でガン細胞となって増殖するからである。

ところが、この有機ゲルマニウム化合物を服用した患者には、転移ということがほとんどない。これは専門医の目からも再三再四確かめられている。

転移が起こらないとすれば、ガンの原発巣を徹底的に攻撃すればよいわけで、ガンの治療に大きな光明をもたらすことになる。しかし、なぜ転移を防ぐのだろうか。これについていろいろ考えてみたが、よい説明がなかなか見つからなかった。

ところが、ガンの転移に関する権威者である東北大学抗酸菌研究所の佐藤春郎博士が学会で発表された、いくつかの論文をくり返し熟読していたとき、その謎を解くカギを見つけた。

佐藤博士の転移に関する研究を、簡単にわかりやすくまとめると——血管の中に入ったガン細胞は、血流に乗って移動するが、血管内に病的変異が起こると、ガン細胞は血管の壁に付着し、壁を浸潤して破壊し、血管の外に出て増殖する——というものである。したがって、ガン細胞の血管壁付着を防止すれば転移も防げるということになる。

医学書にも述べられてあるが、血液中に酸素が多いと血液の粘度が下がるのであるが、この有機ゲルマニウム化合物を投与することによって、血液の粘度は著しく低下してしまう。このことは、血液の比重が下がることを意味し、異物のガン細胞が外側に押し出されることなく血流中にあって、そのまま流されて行くことは流体力学的にみてもうなずける。そして末端でゲルマニウムの働きで酸化死滅する。これは推定であるが、現実として転移を起こしていないのだから、こういう説明が必ずしも不当とはいえないと思う。

ガン治療への三つの条件

では、病気をいかにして治すか、について述べてみよう。

私はそれに三つの条件をあげたい。

第一は、自分が必ず治してみせるという強い信念を持つことである。「天は自ら助くる者を助く」のたとえ通り、第三者の力ばかり頼ることなく、自らの体内に備えられている〝治癒《ちゆ》能力〟をわき立たせることである。

さきに書いたように、私たちの身体は宇宙の一大摂理のもとに極超微小粒が凝集して出来ているのであり、その凝集体に歪《ひずみ》が発生したため病気になるのである。病気を治すことは、その歪を取り除くことでもある。そのためには、人間の心と宇宙の心に合わせて、本来の方程式通りの凝集状態に戻す努力をすることが絶対に必要ということになる。

近代医学は、人間のからだの仕組みを物質的にとらえて、病気を治そうとしており、人間の意識や心まで含めたからだ全体の働きについては、おざなりにする傾向がある。しかし、最近、意志の力でからだの異常を治療しようという療法が登場してきており、事実、さまざまな実験で効果を実証している。

第二の条件は、食べ物だ。一言にしていえば、体内の血液を酸性にしないよう食事に工夫を加えることである。最近では〝酸性人間〟という俗語まで生まれたほどだから、みなさんもよくご存知だろうと思うが、これは非常に大切なことである。

有名なドイツの生物学者であり、哲学者でもあったオクミイ博士は「血液は流動する肉体であり、肉体は硬直せる血液である。血液と肉体とは、元来まったく等しいものであるが、血液となれば流動し、肉体となれば停止するのだ」と喝破している。そして清浄な血液は、食事摂取によるしか方法はないのである。

第三の条件は、身体内に酸素欠乏を起こさないことである。人間が生きているということは、体内でつねに何かが燃えてエネルギーをつくるからである。ちょうどエンジンを動かすためにガソリンを入れて燃焼させるのと、まったく同じである。このような現象の主役をつとめるのが酸素なのである。

いいかえると、酸素が生物の生命を司っているといえよう。

晩年の野口英世博士は「万病は一つの原因から発生する」という万病一原論を提唱し、

そこから万病一薬論まで展開された。その原因とは「酸素欠乏のことだ」といわれたあたり、その卓見ぶりにただ敬服するのみである。

博士も大寧で酸素をつくる物質、例えば白金コロイドなど、いろいろ工夫され、試みられたが、ついに成功の日の目を見ずに逝去された。このゲルマニウムを有機化した化合物を服用すると、体内で血液を通じて相当量の酸素が供給されることから、もし博士が生きておられたら、必ず膝をたたいて喜んでくださっただろうと思う。

この三つの条件をそろえれば、難病（ガンなど）といえども、必ず治ると信ずる。もし、かなえられなければ、それは条件を完全に満たしていないからであろう。ただ、天寿というか、人間の運命といおうか、静かに天に召されて行く人がいることも自然の摂理といえよう。

ルルドの水

フランスとスペインの国境、ピレネー山脈にルルドという人口一万余の小さな村がある。この村には、現在カソリック協会の大伽藍《だいがらん》を中心に、高層ホテルが数百も立ち並んでいる。それは年間三百万人を超える病人が、世界中からこの村を訪れているからである。

一九七一年八月九日付け『ニューズ・ウイーク』に、次のような記事が載っていた。

三歳になる少女が、腎臓ガンにかかった。一個は剔《てき》出したが、ガンは頭がい骨に転移し、身体はやせおとろえ、薬害のため毛髪は抜け落ち、皮膚はまっ黄色に変わり、全身がガンにおかされて医者は手のほどこす術《すべ》なしと、完全にサジを投げたほどだった。

途方にくれた両親は、ワラをもつかむ気持ちで、なかば意識を失っている少女を車椅子車に乗せてルルドを訪れた。そこで聖なる水に身体をひたし、水を飲ませた。しかし、その時は少しも良くなるきざしがないので、半ばあきらめて、死ぬならわが家でと、イギリスのグラスゴーに帰った。

ところが帰宅して三日目の朝、少女が突然ベッドの上に座ってオレンジを食べはじめた。そして数日で腫瘍は消え去り、あとは健康な少女と何ら変わらぬ身体になったのである（その少女の元気な姿の写真まで掲載されてある）。この出来事は、スコットランドの医学界でも評判になり、ルルドの奇跡の水として有名になった。（意訳）

この話は、遠藤周作氏の名著『聖書のなかの女性たち』（講談社刊）の中でも〝ルルドの聖母〟というタイトルで詳しく書かれている。

＊＊＊＊＊（引用終わり）

次にご紹介したい本は、丹羽靭負先生の『水　いのちと健康の科学』（ビジネス社）である。

＊＊＊＊＊（引用始め）

はじめに

戦後の混乱期より四十有余をへて、社会の安定と経済の反映は、終戦直後予想だにしなかった文明と科学の発展・進歩をもたらしました。その反面、化学界・薬学界・工業技術界の驚異的な革命は、多くの環境汚染をひき起こしました。強力な農薬・除草剤の進歩による土壌や水源の汚染、工場より発生・排出される亜硫酸ガス・炭酸ガス・窒素酸化物・一酸化炭素などによる大気汚染や酸性雨の樹木への被害や水源への汚染、さらには水洗トイレによる水源の汚染など、その実例をあげていくと枚挙《まいきょ》にいとまがありません。

著者は一昨年、この環境汚染や薬品公害による現代社会を憂い、長年にわたる活性酸素・SODの研究家として、また化学薬品の長期投与とその薬害で苦しみ亡くなって逝《い》く患者さんに心を痛めながら、日夜診療に従事していく一人の臨床医として現代医学の限界を赤裸々に告白し、この汚染社会から、また頻発する薬の副作用が原因で発生する医療病から逃れて健康に生きていくにはいかにすべきかを「本音で語る医療と健康」（牧羊社）に綴《つづ》って出版しました。今回はその姉妹篇として我々人類が生きて行くのに最も大切な〝水〟の汚染の問題を重要なテーマとして取り上げ、その正しい科学的な解決方法をその道の専門家のご高説を引用したり、また著者の研究所の最近の研究結果などから、この現代の環境汚染について真剣に悩んでおられる読者の皆様に紹介することにしました。

歴史を振り返って見ますと、古代メソポタミア文明、エジプト文明、インダス文明、古代中国文明の四大文明があり、これらの発祥地を注目して見ますと、いずれもチグリス・ユーフラテス川、ナイル川、インダス川、そして黄河という、豊富できれいな水源を足場に発展していったことは皆様よくご存知のことと思います。これら古代の四大文明以外でもロンドン（テームズ川）、パリ（セーヌ川）、ニューヨーク（ハドソン川）、長沙・南京・上海（揚子江）、東京（多摩川）、大阪（淀川）など、近代文明の繁栄した大都市も豊かな水源に立地しています。また地方へ行っても平安・鎌倉・江戸時代より人間が集落を形成していた地域には、必ずと言ってよいほど清く豊富な水の流れや、さらに砂漠のオアシスのような水源があります。

そして、テームズ川やセーヌ川は、テニソンをはじめとする数多くの詩人や小説家に、その美しい流れや景観が詩や文学の題材として取り上げられ、黄河・揚子江なども白楽天・李白・杜甫などの詩人によって数多くうたわれ、唐詩選などにおさめられています。

次章で詳述しますが、我々人類が生きて逝くために絶対必要不可欠な〝水の源〟である河川は、現在深刻な汚染を来しており、ロンドン・パリではテームズ川やセーヌ川より取水していた水道の水は、もう飲料水として使用できなくなってきています。そのためアルプス山系より取水したボトル入りの水を高価な金額で買わねばならなくなっており、我が国でも、東京・大阪の水道水の質の悪化は早晩ロンドン・パリの運命を辿《たど》ろうとしています。このように極端な文明都市でなくても、一般の読者の皆様が毎日飲用しておられる水道水や井戸水も、その汚染度の進行は年々深刻度を加えているのです。

その結果ここ十数年の間に、水道水の水質を浄化させる方法として数多くの機器が開発されています。

図表1・2にまとめてありますように、水道の蛇口に取り付けたり、また大きな容器に取水してから石・磁石・活性炭などを入れたり、電気を通したり、さまざまな工夫が

図表 1　水の構造を変化させ得る物質・条件

（A）　遠赤外線
（B）　金属イオン……酸化金属、窯土、トルマリン石、プラチナコロイド、パイ（π）化、パイウォーター
（C）　電場……電気分解器、アルカリイオン水生成器、高圧電位治療器、活性炭
（D）　磁気……磁場
（E）　超音波

いずれも4～14ミクロンの電磁波を放射する

図表 2　微弱エネルギー放射体

（1）　花崗岩、窯土、
酸化金属……珪酸60%、酸化アルミニウム17%、酸化マグネシウム12%、酸化第一鉄5～6%、その他
（2）　セラミック……上記の酸化金属を類似比率に含有
（3）　トルマリン……電気石
（4）　プラチナコロイド……粒度40Å
（5）　水道蛇口のアダプター……上記の製品類で作成
（6）　プラズマ（銅）健康器
（7）　パイ化……π化、パイウォーター
（8）　磁気
（9）　アルカリイオン水生成器
（10）　電気分解器
（11）　高圧電位治療器
（12）　活性炭
（13）　温泉水……高熱の溶岩・花崗岩より放射された電磁波を吸収し、それを再放射する
（14）　〝気功〟……生体エネルギー

なされ、商品として販売されています。またその結果、これらの水の浄化装置の普及度は各家庭で年々増加して来ています。ここでいくつかの実例をあげてみますと、電気分解器・アルカリイオン水生成器・高圧電位治療器・磁気・ある種の岩石類・セラミック・パイ化（パイウォーター）・活性炭など、非常に多種で多くのものが販売されています。しかしながらほとんどの消費者の皆様は、なぜ御自分の使っておられる浄化機器が水質をきれいにするのか、またたくさん宣伝されている中でどの機器が科学的にどうすぐれているのか、ということなどご存知ないまま選択されて、御家庭で使用されていらっしゃると思います。否、販売されている業者の方々ですら、科学的で正確な知識を充分に理解・納得されてない方もいらっしゃると思います。

後述しますが、最近では特に汚染水道水を浄化するために、電気分解器や電磁波（遠赤外線）を放射する岩石類やセラミック、その他の物質を用いて水のクラスターを切断してやることが水を浄化する方法といわれ、〝水のクラスターのチェーンを切る〟という言葉が盛んに用いられていますが〝なぜ電流が、あるいは遠赤外線がどんなメカニズムで水の長いクラスターを切るのか〟ということについては科学的な説明がなく、かつ水のチェーンを切断すればなぜきれいな水になり、そのチェーンの短くなった水がどのように体内で作用し、その結果どのようにして身体を健康にし病気を改善して行くのか？　また、肉・魚・野菜の細胞に対しどのような働きで新鮮度を維持していくように作用するのか？　などについての説明がされておらず、ただ〝水は切れば良いのだ〟〝チェーンの短くなった水は、短いから体に良いのだ〟という程度の説明しか見られない場合が多いのです。

たとえばチェーンの短くなった水がなぜ腎臓に良く、どのように働いて腎臓からの水分の排泄に役立つようになるのか、という説明がなく、水の問題は非常に大切な問題であるにもかかわらず、科学者・医師・生理学者などからはもちろん、一般の皆様方にも、もう一つ突っ込んだすっきりした説明・理解・納得が得られていないのが現状であると思われます。

そこで著者は、最近の水質の汚染状況を読者の皆様に切実に訴え、これを解決するため遠赤外線を含む電磁波のメカニズムを平易《へいい》にしかも科学的に解説し、更に現在市販・使用されている水の浄化機器の作用原理を一つ一つ説明し、さらにクラスターの改善された水が人間や肉・魚・野菜の細胞の中でどのように作用して行くのかについて、この道の専門家の文献を紹介しながら著者の最近の実験結果もあわせて、読者の皆様に理解していただけるようにできるだけやさしく、しかも科学的に説明させていただこうと、筆をとった次第です。

業者の皆様も消費者の皆様も、この書をお読みいただいて正しい知識を持っていただき、この汚染社会にあって、まず人類・動物の生存権ともいえる〝水の汚染〟の問題を解決していかれる一助とされることを願うものです。

そして後半では、この汚染された水を浄化させる手段としての4～14ミクロンの電磁波・遠赤外線の使用が、60％以上を水分で占められている人体の健康維持に必要不可欠であり、また薬害社会の中にあって種々の病気に対し、太陽エネルギーより与えられた天然で、しかも副作用のないすぐれた治療法でもあることを、著者の研究所で実際に4～14ミクロンの電磁波・遠赤外線放射物質を使って得られた実験データを紹介しながら説明していきます。

また、水も含め天然の植物・種子の生薬類中の有効成分を活性化させ、癌や成人病などの種々の疾病に対し実際に効果を発揮させるようにするのも、また重症アトピー性皮膚炎の原因になる食物中の〃あぶら〃の不飽和脂肪酸の二重結合・三重結合を〃切断〃して無害化させるのも、4～14ミクロンの電磁波の遠赤外線のちから似よるものであることを説明します。そして実際に4～14ミクロンの電磁波の疾病に対する直接の効果や、またこの電磁波で処理した天然の生薬の、癌をはじめとする多くの難病に対する効果を紹介し、毒性の強い副作用のある化学薬品を使用しなくてもすむ、そして実際に治療効果のある医療を行える時代が到来する希望を読者の皆様に示唆《しさ》致します。

そして最後に、人類の生命を危《あや》うくしている環境汚染と薬害社会の中にあって、水を浄化させる4～14ミクロンの電磁波・遠赤外線のような、神から与えられた自然ですぐれた方法を用いて環境を浄化させ、医療に応用して行くことの必要性・重要性を説き、人類永存のために子孫の優生上の立場からも、新しい化学物質や新薬を次々と研究・開発して時代の最先端を行く科学者の皆様と、化学物質から環境を守って人類を守ろうとしておられる自然回帰・反公害運動の方々の調和を求めて、著者の最近の科学的な実験結果をもとに、医師として、また小学生の愛児を急性骨髄性白血病で失った父親として、現代人の必要としている真の医療を目指して、心からの訴えと数々の提言を行っていくことにしました。

癌の患者さんは抗癌剤の毒性で亡くなって逝く

著者は八年前、十才になる可愛い長男を急性骨髄性白血病で失いました。白血病は血液の癌です。癌の治らない理由・抗癌剤の恐ろしさ・抗癌剤が癌の患者さんを殺してしまうことなどすでに説明して来たとおりですが、まだ親に憎まれ口をたたく年令でもない可愛いだけの息子が〝パパお腹が痛い、心臓が苦しい、助けて！助けて！〟と、医師であり父親の著者に臨終までの一週間、哀願するように苦しみの中から助けを求め続けました。可愛かった我が子が見るも無残な姿で、眼球は前方に飛び出し、唇には出血と出血塊で紅色と真っ黒な塊がこびりつき、腕や手足には汚い出血斑が点々とし、まるで地獄のお墓の中から出てきた死人のようでした。著者はそれまでに１００人以上の癌の患者さんの臨終に立ち会いましたが、最初で最後のこの世の地獄絵を死亡一週間前からの我が子で味わったのです。と申しますのは、飲まず食わずで点滴する栄養剤が数時間ごとに腹痛と共に血液中から逆に腸へと流出し、下痢となって血液成分が腸から排出され、その激しい腹痛に苦しみもがき、助けを哀願する我が子に父親であるこの著者はなんらほどこす術《すべ》がなかったのです。西洋医学の教育を受けＳＯＤ・活性酸素などの研究では国際的にも決して引けをとらない第一線の学者であり、臨床医でもあるこの著者に許され、我が子にしてやれることは、絶体絶命と知りつつただ神の奇跡を祈り、かつ愛児が安らかに召されて逝くことを祈るのみでした。そして化学療法が可愛い子どもの生命を切りきざんでいることを知りつつも、対処する手段のないことと、主治医をはじめ医師団が一生懸命子供の癌細胞と闘おうとしている誠意ある姿に、著者は医師団が化学療法を続けるのを座視《ざし》して一週間すごし、悲しい最後の日を迎えたのでした。

癌は一般的にいって子宮癌・乳癌・直腸癌を除き、ほとんどの癌・白血病の患者は早晩死の運命を辿《たど》ります。これは今までに著者が何度も指摘していますように、癌細胞が人間という一つの個体に正常な細胞と同居しており、癌細胞の方が正常な細胞よりその生命力がはるかに強力であり、癌細胞を殺そうとして化学薬品である抗癌剤を投与したり放射線を照射すると、正常な細胞の方が先に殺されてしまうからなのです。このことは、どんなに著名な大学教授に診てもらおうと、癌センターに入院しようと、近所のお医者さんにかかろうと結果は同じなのです。現在の医学の現状はこのように無力なのです。

癌に対して一生懸命に化学療法によって立ち向かうお医者さんのその誠意と熱意に対して、敬意を表すことに異存はありませんが、それによって著者も皆さんもお医者さんにおすがりして化学療法をやっていただき、一年あまり寿命を延ばしていただき、ほとんど大半の人がお骨になって悲しい涙の帰宅となるのです。

著者は八年前の我が子の死によって完全に癌療法に対する考え方を変えられたのです。そして神のお導きと申しますか、子供の死の前後にＳＯＤ様作用食品が完成し、その約十カ月後に次頁で詳述しますBG104に出会うことができたのでした。このBG104は原料が天然の生薬のため副作用がなく、人間の正常な細胞を殺さず、癌細胞を殺す人間の防御細胞であるキラーT細胞を強化し、癌に効果を発揮するこのBG104の改良・発展にここ数年全力を傾けております。

私はもう、あの恐ろしい抗癌剤は決して決して使わない！　日本の、否世界の一般のお医者さん達は、大学で癌の治療方法は抗癌剤と放射線療法であると学びます。またそれ以外に治療法はありません。そして患者さんの家族に対し心の中で〝一生懸命に患者さんの病気と闘い、効果なくして患者さんは亡くなりました。癌でしたのでやむを得ない結果だったと思います〟で終わります。もちろん現代医学としては正しい方法であり、なんら後ろ指差されることはありません。しかし自分の子供となればそういう訳にはいきません！　恐らく癌の治療の第一線で闘っておられる先生方も、御自分の最愛の子供さんが末期に抗癌剤の毒性で血を吐き、ころげ廻って苦しむのを目の当たり見て、しかも医学的に１００％回復・改善の見込みの無い末期癌に、それでもなお抗癌剤を使用されますか？　このことは専門家なら充分に熟知しておられるはずです。

最近アメリカでは、かなりの数のお医者さん達が癌の患者さんに抗癌剤・放射線を使用しなくなってきました。理由は著者がこれまでに何度も強調してきたとおりです。〝抗癌剤はどうしても人間の死を早めてしまうので使わず、代わりに栄養療法をやりましょう〟といわれるそうです。日本のお医者さんもアメリカ否全世界のお医者さんも、心ある先生方は癌の患者さんのそのほとんどが死亡し、抗癌剤・放射線の副作用とその効果のむなしさをよく知っています。

それなら〝どうすればよいのか？〟という〝取って代わるべき治療法（alternative treatment）〟がありません。そしてお医者さん達はみな内外を問わず、大学では癌の治療は抗癌剤と放射線治療であるという教育を受け、教科書や癌の治療法の医学書にも抗癌剤と放射線療法の使用しか書かれていません。いくら手を尽くしても癌の患者さんは亡くなって逝くし、抗癌剤と放射線療法の効果がむなしいということがわかっていても、やむを得ず使用しておられるのが現状でしょう。また失礼ないい方で申し訳ありませんが、事実真に悲しいことですが、恐ろしい細胞毒性の化学薬品の抗癌剤と放射線治療で何人、否何十人も次々と癌の患者さんが苦しみもがいて亡くなって逝っても〝癌だから〟〝当然死ぬべき病気だから〟〝教科書の癌の治療指導書にあったように治療したのだから〟といかにも冷たく思えるようにこの現実を受け流し、御自分の良心になんの痛みも感じないように平然と毎年新しい癌の患者さんを診て、抗癌剤と放射線療法を繰り返しておられる先生方が存在するのも事実ではないでしょうか。

幸い著者は本章で述べましたように、活性型低分子抗酸化剤・SOD様作用食品の開発に成功し、その研究の過程で天然の植物・種子中に含有される有効な低分子物質を活性化させ、癌を含む多くの疾病に対して体内においてその作用効果を発揮させる4〜14ミクロンの電磁波による焙煎と発酵を用いて天然の植物・種子の低分子有効成分を活性化させる加工処理法を会得したことにより、次頁で述べるBG104という天然の制癌剤、すなわち〝取って代わるべき治療法（alternative treatment）〟の開発にも成功し、多くの患者さんに喜んでいただいている次第です。

＊＊＊＊＊（引用終わり）

もう一作、『不思議な石の粉』（塩野崎悦朗監修　不思議世界取材班著　ハート出版）をご紹介させていただく。

＊＊＊＊＊（引用始め）

石は薬草より貴い漢方薬

◎活性石は「賢者の石」？

さてこれまで塩野崎さんの証言をもとに「活性石」のおいたち、その効力を解説してきた。しかし、石の粉がさまざまな病気や症状にめざましい効果があるということに、どうしてもうなづけない読者も多いだろう。

これが、石ではなく、植物ならまだ、煎じた液の効力を信じることができるという人もいるかもしれない。しかし、植物ではなく、石であり、しかも、その効力は従来の成分分析などでは解明できない。となれば、あとは効力の実験を見ていただくしかない。何度も繰り返すように「活性石」のパワーは今のところ、さまざまな治療効果という事実でしか証明できないのである。

しかし、じつは、石が不思議なパワーをもつという話は決して特別なものではない。

石の不思議なパワーに対して、人間はいろいろな取り組みをし、さまざまなことを経験してきたのである。

「賢者の石」ということばをご存じだろうか。「哲学者の石」ともいわれる。

西洋中世の錬金術師たちが追い求めた魔法の石のことである。この「賢者の石」は、あらゆる物質を黄金に変え、万病を癒す力をもつと信じられていた。

この「賢者の石」は結局、錬金術師たちのこころのなかには、人類が育んできた「石＝鉱物」に対する熱烈な思いがあったに違いない。

その一端はたとえば、草食動物の腸管結石を「解毒石」として珍重する西洋の奇習などにも見て取れる。また、漢方薬の世界でも、牛の腸・肝・胆にできる結石は「牛黄」と呼ばれ、珍重されていることも知られている。

さらに直接、薬として用いるのでないが、ある種の石が信仰の対象となった例は、自然石を環状に配置した「ストーン・サークル」、日本の磐船《いわふね》信仰など数え切れないほどある。

◎日本にも昔からあった「石の薬」

また、漢方薬のなかでも、石は重要な効力をもつとされている。

漢方薬といえば、大抵の人は、薬草を乾して煎じた飲み薬を思い浮かべるだろう。しかし、漢方薬がすなわち植物性の薬だと思うのは、最近の薬局で売っている漢方薬しか知らない現代人の先入観だ。

実際には漢方薬のなかにも、鉱物を素材にした処方は多い。たとえば、なじみの深い石膏や雲母なども、しばしば用いられている。ただ、鉱物の場合、当然のことながら粉末にして使われる場合が多いし、植物製剤と混ぜて飲む処方も多い。そのため、実際には鉱物素材の漢方薬を飲んでいるにもかかわらず、原料が鉱物だとはわかりにくいというケースも多い。

＊＊＊＊＊（引用終わり）

波動充電、波動交流発電機

『いろいろな真空エネルギー発電――新しい地球文明を求めて』（木下清宣　宇宙環境保全センター）という本が、１９９１年6月30日に発行されている。

この本を何度読み返したことだろう。

素人の私は、もっと身近なありあわせのもので、「自然エネルギーを考える会」の会員の皆様にお願いしながら、簡単にできることを中心に考えてきた。

何度も申し上げている通り、多くの先輩先生がお残しになったものを主体に考えてきてもいる。

そして、船井幸雄先生をはじめ、多くの先生のご助言、ご教示に支えられて現在がある。

特に、船井先生からは、

「このリングはすごいパワーですね。パワーリングと命名したらどうですか」

と、製品について名前を付けていただけたこともある。

前述のとおり、第1回「自然エネルギーを考える会」の講演会にて、駄目になった乾電池が回復して再利用できること、京都大学の林教授の開発された「がんを治す薬」の発表があり、基本的には鉱石の波動に関する話が中心であった。

不思議なことに、波動発電機は直流と思いきや、直流では非常に不安定であることがわかった。交流メーターでは安定した値が計測できる。

ニコラ・テスラ先生は、こんなところから交流電気を中心に考えられるようになったのではないだろうか。

さらに、波動電池については、電解液が必要ないということが大きなメリットとなる。

かつて、バッテリー添加用としてご採用いただいた、船井幸雄先生ご命名の「パワーリング」は、実は波動充電器であったと思われる。

もちろん、充電可能ということは発電も可能と考えられるので、ケシュ財団発電機に接続、あるいは装備として付属すれば、交流波動発電機となるのではないだろうか。

現在は、その裏付けを取るために、テストを続けているところである。

これがうまく行けば、電解液を必要としないことから厚み2～5ミリのバッテリーができることになる。

すなわち、波動交流発電機、充電器、携帯電話用永久電池などなどが実現するのではないか……、そんな先走った考えも脳裏をかすめる。


波動を教えていただきました船瀬先生、パワーリングを命名いただきました船井幸雄先生、さらに、その根本となる波動鉱石を残していただきました京都大学の林先生に、心からの感謝を込めてお礼申し上げます。

化学に興味を抱いた学生時代

高校に通った3年間、父の勧めでパンの製造販売をしていた。

呉服屋をしていた生家が火事で全焼し、寝たきりの病人の世話をしていた祖母が病没した後は、母は過労もあって三男の弟の出産後に床につき、心臓脚気でときどき発作を起こして意識不明になったりもしていた。

そこで、私は小学校1年生から、病気がちだった母の手助けとして家族の朝食を作り、学校から帰ると生まれたばかりの弟の世話をした。

毎朝5時に起床、泊まり込みの従業員3人と両親、次男の弟と私自身の朝食の支度を任され、父は縫製業の準備をするという、その後も一日中、てんてこ舞いの毎日だった。

朝食の支度といっても、ご飯と味噌汁のみであったけれども、味噌汁の具が毎日同じものにならないように工夫するのが大変だった。

1月1日には、正月のお雑煮を、母が病を押して用意してくれたが、このことほど、嬉しくありがたいことはなかった。

このような生活だったので、中学、高校は、食べ物に関して非常に興味があったことはいうまでもない。

戦時中の旧制中学校1年生のときに、校庭を耕してサツマイモの栽培をし、そのサツマイモから水あめを作る方法を石原先生に教わった。

縫製業も戦時中はできなくなっていて、家も農業に転向していたが、甘いものがない時代ということもあり、学校から帰ると家でも水あめを作った。

終戦が8月15日、その翌年の中学校2年生のときに学制改革があり、刈谷女学校と統合して男女共学となった。刈谷高等学校併設中学校2年生となり、そして刈谷高等学校に昭和23年にエスカレーター式に進学した。

そんな折、近くの農協のパン屋が閉鎖になった。

父が私に、

「農協がやめたから、お前、パン屋をやらないか」

と言うので、

「やりましょう」

と言って始めることになった。

3日間の製造技術のご指導をいただいて、ちょうど隣の棟が空いていたのでパン工場にして、製パン業を開始した。

午前0時に起床、仕込み後には午前4時まで予習復習、4時に家族を起こしてパンの製造開始、7時半に名鉄三河線竹村駅にて、通学する電車に飛び乗るという生活だった。乗り遅れると、次の電車が30分後になるので、高校3年間は遅刻の常習者で、職員会議で「退校勧告をしてはどうか」と議題に上がったそうであるが、家庭訪問にきて私の働きぶりを知った恩師のおかげで、なんとか卒業することができた。

高校の放課後には、化学クラブで甘いもの作りの勉強をし、大学は理科系志望にした。

このとき職員室に呼ばれて、教頭先生から、

「君は理科系志望のようだが、理科系の勉強は一生できるけれども人間を作るのは今しかない。文化系へ進み、人間を作り直してきなさい」

と言われ、勧められて書いたのは、中央大学の願書だった。しかし希望は、湯川秀樹博士がいらっしゃった京都大学か、家から通える名古屋大学の理科系の勉強であった。恩師にお勧め頂いた中央大学は、文化系というより法学部法律学科で、せめて記念に名古屋大学の2次試験1科目だけ受験し、15分で回答を終了し、挙手して退席した。

中央大学では、新設立されたボート部の部員となり、練習と試合の参加で人間作りと体力作りを行った。中央大学の願書をお出しいただいた恩師のお眼鏡に感謝である。

警察官退職後、名古屋大学の聴講生を志願に行くと、面接にて教授様から、

「今ご質問のお答えから、あなたには教えることは何もありません。がっかりするだけですから、わからないことがありましたらお越しください。私が答えられなければ、他の先生をご紹介いたします」と言われ、ありがたいことに日本の第一人者といわれる先生のご紹介を頂いた。

新規、工場の設立を考える

工場の模様替えについて、いつもお願いしている大工さんにご相談の電話を入れたところ、

「今は、ちょっとすぐには動けません。すみません」

と言われた。

「こちらこそ、お忙しいところすみませんでしたね」

と言うと、

「実は、本家の倉庫をお借りしていたのを、移動しなければならなくなりましたので」

と言う。

聞けば、大工さんの本家の相続税対策に、本家の売却が必要とのことだった。

思い出すのは、私の本家も数年前に財産分与の話がつかず、裁判の末、家屋敷、農地も全部処分して、弁護士さんにお願いして兄弟で均等に分割し、その後、法事は檀那寺

にて行うようになったことである。

私の工場は、父にお願いして銀行から借りられた資金にて始めたが、息子から甥にバトンタッチしたところ、いまだ創業者としてお義理に（？）、名前だけ代表取締役として残してくれているものの、事務所と工場も追い出された。

私にはなんの相談もなく、もちろんその後の報告もゼロである。

経理士に聞けば、相談も報告も、現在の法律では必要ないらしい。

私しかできない技術を必要とする品の製造には、私の自宅の物置か、別工場を立ち上げるしかなくなっている。

発電、充電、がんの患者さんが何人も全快されたとお医者様からご注文をいただき、追加として製造依頼された製品は、機密事項もあることから、外注に出すことはできない。

別工場を建設し、また別会社を自費で立ち上げる必要があると考えた上、「合同会社波動科学研究所」を創立した。

がんを治す水

フランスとスペインの国境にあるピレネー山脈に、ルルドという人口1万余の小さな村がある。

この村には、大伽藍のあるカソリック教会を中心に、たくさんの高層ホテルが立ち並んでいる。

それは、年間300万人を超える病人が、世界中から訪れているからである。

そこは、世界的に有名な、「がんを治す水」と言われている「ルルドの水」が汲める場所なのだ。

実は、私が住む豊田市の近くにも「足助《あすけ》の水」という湧き水があり、この地域では有名である。

また、富山県の上市町には「穴の谷の霊水」（通称、「アナンダの水」）という水があり、長女と二人で車で行って、20リットルのポリ容器に10個分ほどいただいてきたことがある。

いずれの水も、岩盤に数個の蛇口が取り付けてあり、人々が数珠つなぎに並んでいて、お礼のいくばくかを納めて汲ませていただいたという記憶がある。

どちらの水も美味しく、水道水などは比べ物にならない。

また、友達の萩野正行君と一緒に訪れた、岐阜県の麦飯石を井戸に入れて飲む井戸水も、本当に自然の水の美味しさを味わえた。


京都大学の林先生が、厚生省に「がんの薬を開発してほしい」と頼まれて使ったのも、「鉱石」であった。

そして、私が63歳のとき末期がんと診断され、がんセンターを紹介されたのをお断りしたときにも、この水を一ヶ月間、土瓶で沸かして飲んだ。

生活は普通に、というよりも借金で始めた工場の借金返済に追われていたためやむなく、朝5時から午後8時まで働いていたが、この水のおかげで、診察していただいたお医者様に、

「何をやったんですか？　あのがんがなくなっている」

とびっくりされた。

アメリカ特許のセラミックを内蔵、含有しているメッキにより、発電やもちろん充電にも使えるメッキができた。

先日お亡くなりになった、旧ソ連のグロムイコ元大統領のグラノスチのおかげで、さらに素晴らしいメッキもできるようになった。

これによって、電池を作るのに電解液は不要になり、さらに充電をするのにも不要になるのではないか。

「鉱石波動電池」とでも命名できる製品かもしれないと思うことがある。

さらに、電磁波ももはや、恐れる段階ではないようである。

というのは、このメッキをした板をコップの下へ置くと、中の水が電気分解され、酸素、水素に分けられ、なんとなく口当たりの良い水になるようだからである。

これがまさに、浅井一彦先生がおっしゃられるゲルマニウムイオン水に近いものではないか、と感じる次第である。

電磁波障害かどうかわからないけれども、携帯電話から悪いものが出ている気がすると言われていた方からも、このメッキを携帯電話ケースに付けると、害がなくなったように思われるというご報告をいただいている。

2022年の3月、コロナに罹病し、3日間ほど意識不明になった。

気がつくと、家からの着替えが届けられており、それとともに入っていたメッキした円盤に水の入ったコップを置くと、水は鉱石水のようになり、酸素吸入がいらなくなった。本には、水素がよいと書いてあるけれども、水を分解すれば、酸素と水素になるので、酸素をより吸収しやすくすることができたのではないかと思った。

初めての石との関わり

私は、大学卒業直前に内定が取り消されるという憂き目にあったが、ありがたいことに警察官にご採用いただけた。このことが、一生の財産になった。

警察学校の勉強もさることながら、勤務していたときの経験が、これまた素晴らしい財産になったのである。

本来は、理科系の事業経営が私自身の一生の設計図であったが、この回り道により一段と鮮明に、将来の見通しを定められる結果となった。

恩給をいただけるようになったタイミングで警察退職し、妻の反対にもあったが、父の許可を得て生まれ育った地域に帰り、事業経営を夢見たわけである。

このときに、勤務をしていた地域の学校の先生や県、地域の行政者からも、繊維業中心であるのに斜陽となっている、岐阜県の現状を助けていただけないかとお話をいただいた。

地元に帰ってみると、

「なんで帰ってきた。今すぐ出ていけ」

と三男夫婦に怒鳴られた。

あの小学校1年のときから、早起きをして面倒を見てきた自分への仕打ちがこれなのかと、情けなさを感じた。


しかし、前任地の県市町村の行政者に相談に行くと、

「中学校の廃校舎もある。資金は心配するな。あなたは自動車の地域の出身者なので、繊維業中心の県へ男女500人ずつの仕事を持ってきてくれないか」

と言われた。

そこで、父といっしょに繊維業の会社に行くと、社長様、専務様から、

「君も警察を辞めて帰ってきたのなら、金はいくらでも出すから精一杯やりたまえ」

といわれた。

「ありがとうございます」

と答えて、前任地に行って行政機関に報告し、まずは30人規模からの立ち上げをむねに、繊維業中心の地域のための計画を立案した。

そして再度、社長様と専務様に相談に行き、「いくらでも出す」の範囲をお尋ねすると、片手を出すと、それはダメ、３本指でもダメとのこと。

「なんぼでもと言っていたのが、３千万でもダメだとは」

と言うと、先方は、実は２００万円のつもりだったとわかった。

「ご冗談でしょう。お父さん、帰りましょう」

と言って、帰宅後に、退職金を全額父に差し出してあったが不足だったので、銀行から25万円の借り入れをお願いした。

その資金借り入れが成功したので、自宅にあった鳥小屋で、鶏が歩き回り中、父から勧められたプラスチックのメッキの実験を開始した。

それからは、これまでにも何度も書いたとおりである。

そして、友達の早崎君から医学博士の丹波靭負先生の、『水——いのちと健康の科学』

（ビジネス社）という本をいただき、「石」が水を変え、水を使う事業にも、健康にも良い影響を与えるということを学ぶことになった。

私の住む集落の小学校の同級生で、鋳物関係の会社の社長の荻野くんが、
「石といえば、岐阜にいい石があるそうだ」
と言うので、2人で石探しに行き、色々な石、特に道端でも探せる石を採取した。そして、その地方の方の説明をお聞きして、販売店に行き、いくつかの石を求めて帰り、荻野君の家の井戸に入れてその水を美味しくいただいたことが、最初の石との関わりであった。

このことで、これからは、ただのメッキでは専業者には太刀打ちできないと思い、メッキに石を入れるという方向が見えてきて、ドイツのメッキ工場を見学、特許導入を決め、既存の業者と異なる道を歩き始めたという次第である。

「電波から念波の時代」

今ではほとんどの人が所有している携帯電話で、目の前にいる人とお話しているかのように、声などが変わることなくスムースに会話ができる時代となった。

電線がひとつも繋がっていないにもかかわらずである。

ということは、電線うんぬんというよりも、空中そのものが空気電池となっているのではないだろうか。

そう仮定するのであれば、電気を受け止める装置を作れば、地球上、どこでも自由に電気が灯せるのではないだろうか。

かつて、知花俊彦先生が、

「地球上どこにでも何パーセントかの水分はある。

それを採取する装置を作れば、水に不自由することはないのではないか」

とおっしゃった。

水と同じように、電気も、装置ができれば、地球上どこでも採取できるように思われる。

そんなことを考えて、かつてお作りいただいた小冊子、「電波から念波の時代」という本を思い出し、改めて読み返してみた。

ここで、少し引用しておきたい。

＊＊＊＊（引用始め）

先日、松久正先生の、「高次元シリウスが伝えたい水晶（珪素）化する地球人の秘密（ヒカルランド）という本に出会った。
・水晶はあらゆる生命が持っているエネルギーの乱れをただす
・フリーエネルギーと水晶シリコンホール
・宇宙にもあるケイ素の集団
・松果体を活性化する胸腺を活性化する
・ミトコンドリア活性化

・放射能や有害物質の解毒
・人間万能再生能力の向上
・宇宙の叡智が松果体に取り込まれやすいのは深夜の2時ころ
・脳を正しくとらえる
などなど、興味深い内容が満載であった。エネルギーも健康も、水晶が解決してくれると、医学と健康に携わるドクターがおっしゃっているのだ。

＊＊＊＊（引用終わり）

「高次元シリウスが伝えたい水晶（ケイ素）化する地球人の秘密」を拝読したところ、エネルギー問題も健康問題も水晶が解決してくれるという。

私は医学のことはよく解らないが、家族が足や腰、肩が疲れている時に珪素を渡すと、
「これいいわ、痛みが和らぐ」

と言う。

先述もしたが、カタリーズ塗料は塊化が早かったために、カタリーズテープに変更し、そのテープを駄目になった電池やバッテリーに添付すると電力が回復することが判明し、携帯電話、照明電池の充電用にご寄付させていただいたところ、お医者様に渡り、

「ガンの患者さんが回復された」

とうかがった。

それで、災害地などにご寄付を思い立った次第である。

電気博士で有名な、関英雄博士にお眼にかかり、

「UFOはこれで飛んでいるのですよ」

というお話をいただいたこともある。それは、水晶であった。

また保江邦夫博士にご講演をいただき、ご紹介いただいた早川俊洋先生が、

「人間の想念は電気であり、珪素は想念の電気を受けて蓄える電池です」

とおっしゃっておられた。

「電波から念波の時代」から、「あとがき」も引用しておきたい。

＊＊＊＊（引用始め）

あとがき

「人類から終わりを消すハナシ」

これは平成29年12月12日発行の河合勝先生のご著書のタイトルであるが、平成25年に発行された「これが無限の【光フリーエネルギー】発生の原理だ」（ヒカルランド）の新装改訂版だそうだ。

私は「これが無限の【光フリーエネルギー】～」に触発されて新著にたどり着いたの

だが、これまでも河合先生の師であられる知花敏彦先生のお話から、ピラミッドの謎、光エネルギーのことなども学んできた。

なぜ素人の私がと不思議に思いつつ、以前からエネルギーについて研究を重ね、鉱石パワーを使って乾電池やバッテリーを再生し、長寿命化を図ってきた。なぜそれができるかの原理を追い求めてもきた。

こうして、河合先生をはじめ、保江邦夫先生、早川先生にお目にかかることができ、ピラミッドのこと、鉱石のことなど、大筋で私の間違いでなかったことを知らせていただけた。

今までのもやもやがすっきり晴れ、よく理解できたことに感謝し、諸先生方に心からお礼を申し上げます。

ありがとうございました。

＊＊＊＊＊（引用終わり）

フォトンベルト

はるばる九州鹿児島県からお越しくださった、福元佑弥《ゆみ》先生にいただきました本の題名が、『フォトンベルト―地球第七周期の終わり』（たま出版）であった。

1ヶ月以上前に、12月12日にお邪魔したいとの電話連絡があったが、11月初旬に入り歩行困難の前兆があり、

「一月《ひとつき》先のことはお約束できませんが」とお答えした。

「いよいよ寝たきり老人か」と思い始めたときに、以前からお付き合いのありましたトータルヘルスデザイン社様から『元気な暮らし12月号』が届き、「足ブラNo1」の広告が載っていた。

ちょっと高いけれど買ってみようと、さっそく注文すると、翌日には到着した。すぐに装着してみると、少し歩くのが楽なような気がした。

説明を見ると、「磁石内臓」とあるではないか。

磁石でいいのならば、自分の作る波動リングではどうかと思い、さっそく金メッキの波動パワーリングを足の裏に装着してみた。

一晩装着のまま寝たあくる朝、腰の痛みも少なくなり、足の裏のリングのためか楽に歩けるようになった。

おかげさまで、九州からの3名のお客様をお迎えすることができた。それと同時に、波動リングのパワーの証明もさせていただけた。

今後のメッキ、テープについて

先述もしたが、最近になり、東北、九州の災害地に充電用にご寄付させていただき、それが医療機関に渡り、ガンの患者様が体につけるだけで病が回復されたということで、追加生産させていただいた。

また、私が開発した部品（ワッシャーのような形）をバッテリーにつけていただいたこと方からの報告においては、以下のようなものがあった。

・燃費が20％以上アップ
・バッテリーが20年以上も保ち、次の車を買い替えるまで異常なし
・オイル交換の必要がなかった
・排気ガスがきれいになった
・走行性能が良くなった

しかし、この報告を私が出版した小冊子、カタリーズ第3刷にて報告しようと思ったところ、あるお客様から、

「メーカーから、『追加部品着装禁止』というお達しが届きましたので、ご留意ください」

とのご助言をいただいた。

したがって、車向け製品としては製造を中止した。お医者様からいただく、がん患者様のためのご注文以外は受注しないこととした次第である。

その代わりに新会社を立ち上げ、充電不要の電池の可能性を研究することに切り替える予定である。

なお、今までご使用いただいたメッキ品、テープについては廃却しないようにお願い

したい。

金メッキが摩耗したとしても、テープの接着力がなくなっても、コップの下、水道の蛇口などにご利用いただくとまだ効果が期待できる。

テープの材料は、効力が長時間持続するというものなのである。

私からF先生へのお手紙

以前より名古屋藤原堂にてお世話になり、最近は90歳という高齢となり、直接出席が叶わず、ビデオテープにてお世話いただき、ありがとうございます。

当時より様々な研究をさせていただきましたが、最近私は、電池やバッテリーの無電源充電ができるものを制作し、災害地に乾電池、携帯電話の充電用にご寄付させていただきました。

それがお医者様にわたり、がんの患者に使用したところ、2週間～1か月にて全快したとのお知らせをいただきました。

10月22日、本日は九州の先生にお越しいただき、その際に「細胞の声を聴く超健康革命」という西村光久氏の著書を頂きました。

その中の第8章に、著者西村先生と、藤原直哉先生との「私に編み出した健康法」という章があり、その最初に「お年寄りを元気にしたい」という項がありました。

私は、63歳にして末期がんを宣告され、お医者様からがんセンターを紹介されました。しかし、京都大学の林教授が、厚生省から「がんの薬を開発するように」と依頼を受け、出来ましたと持参すると「こんなものが出来たら医者も病院もつぶれるではないか」と言われたという波動物質のことをお聞きしていたので、がんセンターの紹介をお断りして、その林先生の鉱石での療養を試みたところ1か月にて全快、医者に「あのがんがどうして治った」とびっくりされたことがありました。

その波動鉱石をアメリカ特許の鉱石メッキ技術に組み込み、バッテリーの回復、長寿命（20年以上）の品物を制作し、寄付きせていただきました。

塩野崎悦朗先生の「不思議な石の粉」には、がんも治る、禿《はげ》も治る、胆石・結石も溶かす、と有名なルルドの水のような効能もあり、更に橘高啓先生のご講演に、「光はケイ素により電気となり、電気はケイ素の電球にて光に」とありました。

諸先生のお話を総合してみると、ケイ素の素晴らしさに感銘を覚えます。

しかし、ケイ素は石に含まれます。

そして石には意思があることを、おろそかにしてはなりません。感謝してお使いいただくことが肝要であると思います。

また、塗装テープにおいてもお医者様より、

「がんの回復に効果あり」とのご報告がありましたので、私の著書を同封してご報告させていただきます。ご笑覧いただければ幸いです。

（参考までに……帯状疱疹にかかったとき、頭に痛い部分があり、帽子の中にテープを入れていたところ、私の白髪がテープの部分だけ、黒くなりました）

陰徳――「あとがき」に代えて

陰徳とは、辞書によると、「陰ながら徳を積む」ということとある。

これは、旧来から日本にある美徳ではなかろうか。

大東亜戦争敗戦後、アメリカ進駐軍の占領政策でアメリカナイズされた教育政策により、日本古来の美徳とされた「教育勅語」という教育基本法が撤廃された。

父母に孝行、兄弟姉妹仲良く、夫婦愛和し、これが日本の常識であった。

その後の日本は、戦前教育（教育勅語）を受けた者にとっては想像もできない変貌を遂げている。

娘夫婦の結婚に際し、旧大谷重工、ホテルニューオータニの御曹司である大谷教授が、

「お二人には申しておきたいことがございます。名古屋へ行く用事がありますので」

とお越し下さり、

「あなたたちは、これから人生の荒波に向かわれます。人生にはいろいろの岐路があります。その時、隠徳により最善の道を歩むことができます。隠徳の有無は、人生の最後には大差を生じさせます」

とおっしゃられた。

同席した私は、心から感激させていただいた。

これぞ、戦前教育を受けた者の実感である。

現在に至る戦後教育とは、陰徳とは全く逆の、「自分さえよければ……というよりも、人を蹴落としても自分の思うようにしたい」というものである。

私の出身校である刈谷高校を卒業する直前に、恩師が、

「君は理科系志望のようだが、理科系の勉強は一生できるが人間を作るのは今しかないので、文科系へ進み、人間を作り変えてきなさい」

とおっしゃった。

これは、大谷教授が娘夫婦にお諭しいただいた「隠徳」と同じお諭しではあるまいか。

その後、大学入学以降、現在に至るまで、がっかりするようなことが起きた場合も、結果としてそれが最高の結果になるという経験をたくさん積んできている。

これは、後になってみなければわからないことであった。

現在に至るまで父の教えに従い、困った時には、

「そうだ、父はこんな教えであった」と思い出す。

真冬の寒気厳しい頃の真夜中に水をかぶり、母の全快を祈る父の姿を毎夜見るにつけ、夫婦とは、家族とは、と教育勅語に思いを馳せた私であった。

自利を顧みず、他利を思えば、やがて陰徳のおかげで、困った時にお助けがいただけるのである。

63歳の時、自覚症状がまさに末期がんであることを悟った時、鈴木さんという方から京都大学の林教授が開発した波動科学薬品という自然薬を教わった。

「世のため人のためにお尽くしするのが、一つの使命」とご教示いただいた、刈谷高校の恩師のおかげと深く感謝している。

坂田先生、加藤教頭先生、ありがとうございました。

「親の意見と茄子の花は、千に一つの無駄がない」

とおっしゃっていた母と、

「今時、こんないい娘はないぞ」

と母が勧めてくれた女房のおかげで、現在がある。

父と母には、感謝以外にはない。

また、本書を読んでくださった皆様にも、心からの感謝をお伝えしたい。

雪が晴れて

雪が晴れて、今日は暖かい陽だまりだ。

本書の校正をしながら外を眺めると、船井幸雄先生にご紹介頂いたkoro先生こと、「神坂新太郎先生」を思い出した。

戦時中、ヒトラー総統から派遣されたラインフォルトという学者と、宇宙船、現在のUFOを作り、完成させて飛行したのだが、陸軍省で交渉中に終戦になったという。

戦後、宇宙人がアメリカ大統領に面会するとき、宇宙人から、

「お前も同席しないか」と誘われて、迎えに来たのはラインフォルトであったとのことだ。

その神坂新太郎先生が割り箸を土に刺したら、柳の大木になったとの話を聞いて、船井幸雄先生に、

「実は私が銀杏を茹でて、家族で食べた残りが10個ほどありました。しばらくしたら、そのうちの何個かから根が出ましたので、庭に植えたら、根が出て木になりました」

と話すと、

「高木さん、あなたもなかなかやりますね」と言われた。

今日も外には、10メートルほどの大木になったそのイチョウの木が見える。

そう言えば、井出治先生が講演のときに「4人の宇宙人が来ていた」とお話しされていたが、私の国際学会の講演には、3人の見るからに普通ではない紳士がいたことを思い出した。

さらに、知人とともにみえた夫婦と2歳くらいの子供の知識、またその母親の人間離れした技術を不思議に感じたことも思い出した。

ドイツにても、U2、宇宙船の製作は宇宙人がやったのではないだろうか。

このお話は、別の機会にしたい。

「あとがき」を書き終えて、これで最後と思いきや、また次を書き始めることになるかもしれない。

鉱石《こうせき》・波動《はどう》の可能性《かのうせい》を求《もと》めて

高木《たかぎ》　利誌《としじ》

明窓出版

令和五年二月一日　初刷発行

発行者 ―― 麻生 真澄
発行所 ―― 明窓出版株式会社
〒一六四―〇〇一二
東京都中野区本町六―二七―一三
電話　(〇三) 三三八〇―八三〇三
FAX (〇三) 三三八〇―六四二四

印刷所 ―― 中央精版印刷株式会社

ISBN978-4-89634-457-8

プロフィール

高木 利誌（たかぎ としじ）

1932年（昭和7年）、愛知県豊田市生まれ。旧制中学1年生の8月に終戦を迎え、制度変更により高校編入。高校1年生の8月、製パン工場を開業。高校生活と製パン業を併業する。理科系進学を希望するも恩師のアドバイスで文系の中央大学法学部進学。卒業後、岐阜県警奉職。35歳にて退職。1969年（昭和44年）、高木特殊工業株式会社設立開業。53歳のとき脳梗塞、63歳でがんを発病。これを機に、経営を息子に任せ、民間療法によりがん治癒。現在に至る。

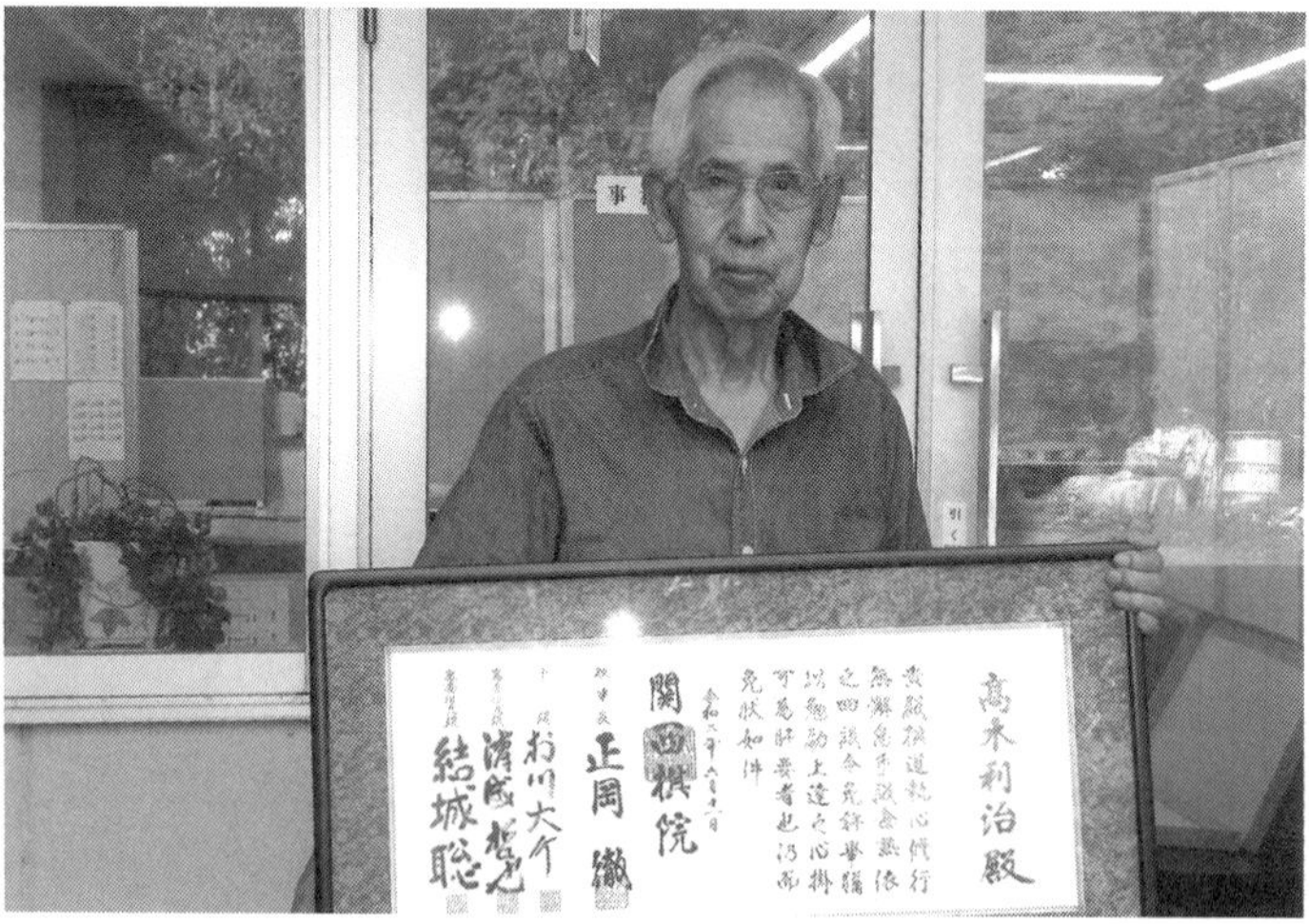

ぼけ防止のために勉強して、いただけた免状（令和4年10月4日には、6段になった）

世のため人のため——

63歳で患った末期癌を、自然のすばらしい力により寛解し、90歳になった今もなお精力的に活動する高木氏。

鉱物の力を、自身が培ってきたメッキ技術と融合させ完成させたパワーリング・カタリーズテープの効力には、各界より多数の称賛が寄せられている。

また、

「命を与え、育み、ときに病気も改善するのは水だ」

という悟りに達し、自身の病において鉱物の恩恵にも授かった高木氏は、そのどちらも使用する者の意思を映すものであり、

「ありがとう」

という気持ちがあってこそだと言う。

今もなお猛威を振るう新型コロナウイルスに自身も翻弄されつつ、振り返る90年の人生。

その道中を塞がれることは幾度もあったが、探究心は枯れることなく高木氏を突き動かしてきた。

変わりゆく世の中にあり、なお
**「ありがたい時代に
生きさせていただいている幸せに
感謝している」**

という高木氏の、感謝と社会貢献はこれからも続いていく。

目　次

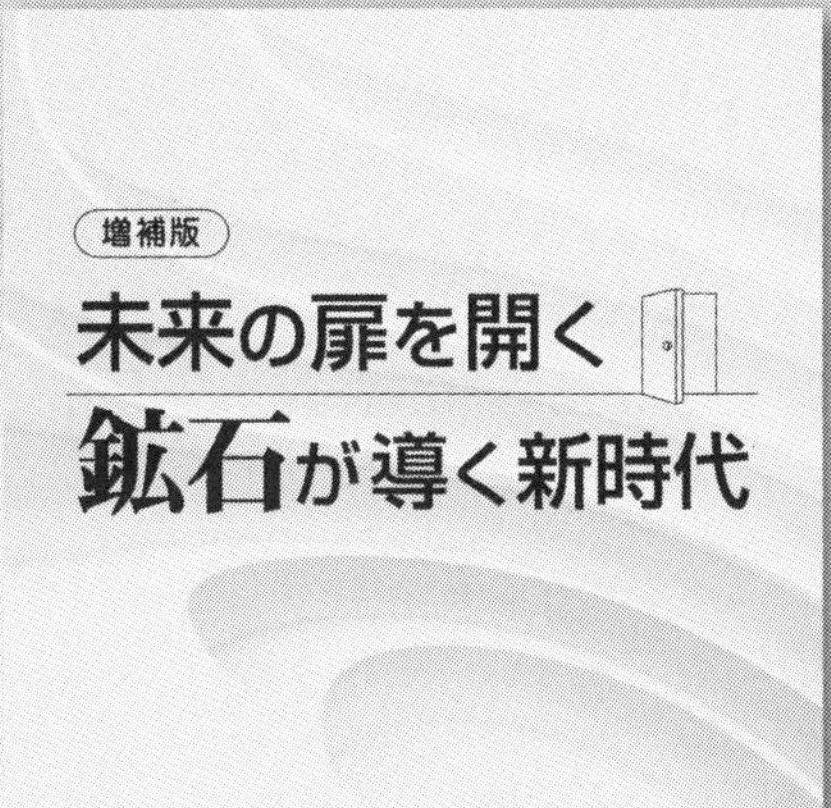

本体価格　1,000円＋税